AF400993

PHÉNOMÈNES

QUE PRÉSENTE

LA DESTRUCTION DES CORPS DES ANIMAUX

APRÈS LEUR MORT.

PHÉNOMÈNES

QUE PRÉSENTE

LA DESTRUCTION DES CORPS DES ANIMAUX

APRÈS LEUR MORT.

PAR B. G. SAGE,

CHEVALIER DE L'ORDRE ROYAL DE SAINT-MICHEL,
DE L'ACADÉMIE ROYALE DES SCIENCES DE PARIS,
FONDATEUR ET DIRECTEUR
DE LA PREMIÈRE ÉCOLE DES MINES.

Cum tempore apparet veritas.

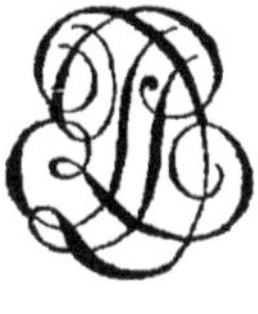

A PARIS,

DE L'IMPRIMERIE DE P. DIDOT, L'AÎNÉ,
CHEVALIER DE L'ORDRE ROYAL DE SAINT-MICHEL,
IMPRIMEUR DU ROI.

1817.

PRÉLIMINAIRE.

Fʀᴀᴘᴘᴇ́ de l'insalubrité de l'eau de mer distillée, qui est due à un gaz alcalin oléaginé, inodore, caustique, produit par la décomposition des êtres organisés marins, décomposition qui n'est pas accompagnée d'odeur fétide comme celle qui se produit durant la putréfaction des animaux, soit à l'air libre, soit dans l'eau douce, j'ai cherché à me rendre compte pourquoi la putréfaction des animaux manifestait des phénomènes particuliers lorsqu'elle avait lieu à l'air libre, dans la terre, dans l'eau douce, et dans l'eau des mers. Le résultat de mes observations pouvant jeter un nouveau jour sur la physique, je m'empressé de les publier.

TABLE SYNOPTIQUE

Des objets traités dans cet Ouvrage.

(viij)

PHÉNOMÈNES

QUE PRÉSENTE

LA DESTRUCTION DES CORPS DES ANIMAUX

APRÈS LEUR MORT.

PHOSPHORENCE DES MUSCLES (1) DES ANIMAUX APRÈS LEUR MORT.

ON n'a pas encore rendu compte d'une manière satisfaisante des phénomènes qui se manifestent lors de la décomposition successive des animaux ; c'est ce qui m'a déterminé à entreprendre ce travail.

On sait que la vie est le résultat de la circulation de différents fluides dans les vaisseaux et les nerfs qui constituent les

---

(1) Les anatomistes ont désigné sous le nom de *muscles* les parties charnues des animaux.

1

chairs ou muscles qui couvrent la charpente osseuse.

J'ai fait connaître que la circulation de ces fluides était due à du gaz électrifiable qui s'y trouve interposé ; j'ai aussi indiqué que ce gaz était produit par l'électricité qui se forme lors de la pression de l'air dans le poumon.

Lors de la cessation de la vie, il reste encore dans les vaisseaux une partie des fluides qui y circulaient, et du gaz électrifiable, lequel, se décomposant, laisse échapper le phlogistique qui constitue, à l'aide de l'air atmosphérique, la matière lumineuse inodore qui se manifeste dans l'obscurité sur les muscles des animaux dépouillés de leur peau.

M. Hulme, physicien anglais, a fait part d'une suite de belles observations qui font connaître que le premier produit de la désorganisation des muscles est la phosphorescence, qui ne peut se suivre que dans un lieu obscur dont la température n'excède pas dix degrés :

une cave lui a servi d'*observatoire*. Il fixait à la voûte les poissons qui ont servi à ses expériences, en passant dans leur tête une petite ficelle. C'est afin que leurs muscles offrissent une surface à l'air, qu'il écaillait d'abord les poissons, dont il vidait ensuite les intestins.

M. Hulme fait observer que la phosphorescence commence par la tête, qu'elle gagne le long du corps; que cet état lumineux croissait pendant trois jours, et qu'il était autant de temps à décroître; ce qui a lieu lorsque la putrescence commence.

Tant que le poisson est lucifère, M. Hulme a reconnu que son corps était couvert d'un enduit onctueux, qu'il a retiré en le ratissant. Cette matière phosphorescente est sans odeur, nage sur l'eau, n'est que très peu colorée. Mêlée avec l'eau, elle la rend lumineuse; privée d'eau, elle cesse de l'être : mais si on l'humecte, elle reprend sa propriété lucifère. La matière lumineuse qui est produite par les dails se comporte de même.

Il est nécessaire d'enlever les écailles aux poissons pour jouir du plus grand effet phosphorescent, comme je l'ai reconnu par l'expérience suivante.

Etant allé voir la pêche d'un étang, on me donna un brochet qui avait près de deux pieds de long. Le soir même, je dis à la cuisinière de vider ce brochet, et de l'accrocher ensuite dans le garde-manger. On trouva dans son corps deux carpes d'environ sept pouces, dont les têtes étaient ramollies en une espèce de mucosité, tandis que les corps étaient intacts. Le lendemain soir, la capacité du ventre de ce brochet était toute lumineuse, tandis que l'extérieur écaillé ne l'était pas. La phosphorescence ne dura que trois jours. Le poisson ayant été cuit se trouva très tendre.

Les muscles des hommes offrent également de la phosphorescence; ce qui m'a été confirmé par le chevalier Pel-

letan, qui est un de nos meilleurs anatomistes français. Je transcris ici les
expressions d'une lettre qu'il m'a fait le
plaisir de m'écrire.

« J'ai vu cent fois, dans mes salles de
« dissection, lorsque j'allais les visiter le
« soir après le départ des élèves, des por-
« tions de cadavres entassées dans des
« coins, et d'autres jetées et attachées
« aux murailles et à demi desséchées; je
« les ai vues, dis-je, phosphorescentes
« au point de pouvoir me passer de lu-
« mière pour inspecter les salles. »

M. Pelletan observe que ses salles de
dissection étaient très aérées, à un qua-
trième étage, et que dans ce même
temps le froid avait suspendu les travaux anatomiques des élèves.

L'étymologie que j'ai donnée de la
phosphorescence qui précède la putréfaction des muscles des animaux ne peut
convenir pour expliquer la phosphorescence propre à certains insectes vivants
et à quelques polypes de mer, ainsi

qu'au crabe nommé *cancer fulgens*. Ici, la phosphorescence est le produit immédiat de l'électricité qui entretient leur vie, puisqu'ils cessent d'être lucifères après leur mort.

Parmi les insectes lucifères, une petite espèce de mouche très multipliée, nommée *luciole* par les Italiens, est très lumineuse. Il en est de même de l'espèce de polype digité que l'on remarque à la surface des mers de la Nouvelle-Hollande; polype que M. Péron a désigné par le mot grec *pyrosoma*, qui signifie *corps de feu*, parcequ'il a l'éclat des charbons ardents.

Mais, parmi les insectes, celui qui est le plus lucifère, et auquel l'on a donné le nom de *porte-lanterne*, répand assez de lumière dans l'obscurité pour que l'on puisse y lire la gazette de Hollande, au rapport de madame Mérian (1). Cette lumière sort de la

---

(1) Marie-Sibylle Mérian est entre autres connue par

partie antérieure de la tête de l'insecte.

———

DISSOLUTION DES MUSCLES OPÉRÉE PAR LE GAZ INFLAMMABLE.

On ne peut prendre une idée exacte de la fermentation putride des parties animales qu'en connaissant l'effet que produit l'air inflammable sur les muscles, qu'il dissout, comme les expériences suivantes le font connaître.

J'ai introduit une grenouille dans un flacon contenant environ deux pintes de gaz inflammable, au bout de quatre jours la peau et les parties musculaires se trouvèrent réduites en un fluide sanguinolent, dans lequel était le squelette de l'animal.

---

son magnifique ouvrage sur les insectes et les reptiles. C'est afin d'avoir ceux d'Amérique dans leur beauté, qu'elle alla à Surinam, où elle résida pendant deux années pour accomplir son projet.

Ayant répété cette expérience en hiver, la dissolution des muscles a exigé une fois plus de temps. Durant cette dissolution il ne se dégage aucune odeur.

Il se fait souvent une dissolution semblable des muscles des cadavres renfermés dans des cerceuils de plomb dont le couvercle a été bien soudé ; le gaz inflammable qui concourt à cette dissolution est le produit de la putrescence des muscles.

Le gaz inflammable se trouve mêlé avec les miasmes putrides, fébrifères si redoutés des Marais - Pontins et de *Paestum ;* miasmes dont on détruit les effets par le moyen d'un feu clair qui développe dans l'atmosphère des acides qui neutralisent ces miasmes alcalins.

PASSAGE DES MUSCLES DES ANIMAUX A L'ÉTAT DE SAVON.

Les cadavres ensevelis dans des fosses profondes où l'air n'a pas d'accès y éprouvent des décompositions différentes, puisque dans les uns les muscles et le cerveau se trouvent réduits en savon et que dans d'autres ils ont éprouvé une vraie terrification : dans l'un et l'autre cas, il n'y a pas d'émanation putride insalubre. Paris en offre un exemple, puisqu'il a existé au centre de cette ville, pendant plus de trois cents ans, un cimetière connu sous le nom des *Sts.-Innocents*, dans lequel il a été enterré plus de six cent mille hommes ; au pourtour de ce cimetière étaient des charniers, galeries (1) sur lesquelles étaient déposés une quantité prodigieuse d'ossements. Ce cimetière était entouré de maisons, dont les habitants n'ont jamais éprouvé aucun mauvais effet.

---

(1) Ce cimetière public de Paris a plus de mille ans de date, et se trouvait d'abord dans la campagne. Il fut entouré d'une galerie en pierre en 1186, sous Philippe-Auguste.

François-Eudes de Mézerai, auteur de l'Histoire de France, a été enterré dans ce cimetière.

Lorsqu'on a voulu transporter au centre de ce cimetière la fontaine des Innocents, si célèbre par les sculptures de J. Gougeon, il fallut faire une fouille considérable pour asseoir les fondements et enlever une prodigieuse quantité d'ossements : les fossoyeurs n'abandonnaient point ces fosses, où ils mangeaient assis sur les débris des cercueils.

C'est à cette époque que les médecins désignés par le gouvernement pour assalubrer ces fosses apprirent qu'on y trouvait des cadavres dont les muscles blanchâtres avaient conservé leur forme et n'étaient qu'un peu aplatis. L'analyse fit connaître qu'ils étaient convertits en une espèce de savon formé d'alcali volatil combiné avec de l'adypocire, concrétion huileuse particulière de la nature du blanc de baleine ; ce savon a été nommé de tous temps *gras* par les fossoyeurs ; exposé à l'air, il y blanchit.

(11)

On trouve quelquefois des concrétions adypocires dans l'intérieur du
corps humain, elles ont la forme d'une
olive et ne sont guère plus grosses
que des œufs de pigeon; leur extérieur
est jaunâtre, et leur intérieur blan-
châtre offre des stries qui se distribuent
du centre à la circonférence. M. Pelletan m'en a remis une, lisse à sa surface,
qui avait été vomie.

J'ai dans mon cabinet une autre concrétion adipeuse semblable à la pré-
cédente par la forme, mais dont la
surface offre de petites glandes sail-
lantes comme le fruit du mûrier, ce qui
a fait donner l'épithète de *murale* à
cette concrétion. Celle-ci fut trouvée
dans la vésicule du fiel (1) d'une femme
qui mourut à quatre-vingt-dix ans,
après avoir éprouvé des douleurs du

---

(1) Il ne faut pas confondre ces concrétions adipeuses
avec les concrétions bilieuses, brunâtres, solubles dans
l'eau, que l'on trouve aussi dans la vésicule du fiel.

côté du foie pendant le laps de quarante ans : cette substance adypocire est sans odeur, a plus de consistance que le beurre de cacaò, ce qui lui a valu le nom *d'adypocire* qui signifie *suif-cire*.

Je connais une personne affectée d'obésité dans la graisse de laquelle sont des corps globuleux, solides, qui pourraient bien être de la nature des concrétions adypocires précitées.

———

DE LA PUTRÉFACTION OU FERMENTATION PUTRIDE.

Les hommes ont cru pendant long-temps que la putréfaction était le dernier terme de la fermentation vineuse ; mais il est bien reconnu aujourd'hui que toutes les substances qui peuvent passer à l'état de vin ne sont pas susceptibles de putrescence comme les animaux dont la désorganisation présente divers phénomènes suivant les lieux où elle se passe, et qu'elle se produit sans qu'il se manifeste de chaleur, tandis que, lorsque le vin passe à l'état de vinaigre, la chaleur est assez considérable pour devenir ignifère, sur-tout s'il n'y a que peu d'eau dans les substances qui fermentent.

On sait que lorsque le foin nouvellement fauché est réuni en meule il s'en exhale d'abord du gaz méphytique délétère ; j'ai vu deux faucheurs qui, s'étant endormis sur une meule de foin, y furent complètement asphyxiés, et y trouvèrent un repos éternel.

On sait que le foin qui n'a pas été fané ou seché convenablement peut prendre feu spontanément.

Le tissu musculaire des animaux ne contient pas de matière extractive sucrée comme les graminées, qui passent à l'état vineux par la fermentation.

La viande ou partie musculaire des animaux est composée d'albumine, de jus, désigné sous le nom impropre de *gélatine*, de graisse et de fibrine : l'albumine se dégage par la décoction des viandes dans l'eau.

L'albumine, vulgairement nommée *écume du pot*, est congénère du blanc-d'œuf. C'est la seule partie musculaire qui se putrifie isolément.

Le bouillon ou gélatine s'aigrit.

La graisse rancit.

La fibrine connue dans le ménage sous le nom de *bouilli* s'aigrit et se trouve ne peser que moitié des muscles qui ont été cuits dans l'eau.

Lorsque les muscles des animaux nouvellement tués ont été exposés à l'air, il s'en dégage un gaz alcalin presque insensible à l'odorat, mais qui le devient lorsqu'on présente à leur surface une mèche de papier dont l'extrémité est imprégnée d'acide marin, qui se trouve aussitôt entouré d'un nuage blanc.

J'ai reconnu une émanation semblable dans tous les animaux, dans les poissons et dans tous les végétaux ; émanation qu'il ne faut pas confondre avec l'odeur qui leur est propre, odeur qui dans les animaux est nommée *fumet*, et qui est différente dans tous les individus de la même espèce, quoique nous ne la distinguions que lorsqu'elle est forte et fétide, tandis qu'elle est perceptible au chien donc le flaire est si sensible qu'il suit son maître à la piste, le distingue dans une foule d'hommes et le retrouve parmi les morts sur le champ de bataille.

La décomposition putride des corps organisés ne manifeste point d'abord l'odeur fétide qui annonce son dernier terme ; le gaz inflammable en est le levain, il ramollit et dissout les muscles ; c'est en se développant par le mouvement fermentescible qu'il tuméfie les cadavres qui sont exposés à l'air, qu'il noircit leur peau, qui ne tarde pas à se rompre ; c'est alors qu'il sort de la capacité du cadavre une quantité de gaz in-

flammable qui vicie et empuantit (1) l'air
et fait attrait aux mouches qui déposent
leurs œufs, qui ne tardent point à se
métarmorphoser en vers que l'on voit
fourmiller dans le corps ou dans les
muscles en putréfaction, qui offrent
aussi une pâture aux corbeaux et aux
bêtes féroces.

Le mot charogne est employé pour
désigner les débris fétides de la putréfaction des corps organisés.

Un commencement de fermentation
putride n'exhale pas une odeur fétide,
mais ramollit les muscles, ce qui les
rend plus tendres quand ils ont été
cuits et leur procnre une saveur ap-
préciée par les gastronomes, qui jugent
de la bonté d'un faisan lorsque la
fourchette qui a servi à la dépecer a

---

(1) Cette odeur fétide est semblable à celle de la
liqueur fumante de Boyle, qu'on sait être un foie de
soufre mixte, dont l'alcali volatil est le *medium* d'union
des soufres igné et vitriolique.

pris une teinte noire, qui est due au foie de soufre animal produit de la putréfaction ébauchée.

Le résidu des muscles décomposés par une putréfaction complète offre une terre animale brune, pulvérulente, qui est en rapport avec la poudrette, nom que l'on donne aux matières stercorales (1) terrifiées. L'espèce de terreau qui en résulte est très propre à la végétation. Il ne développe aucune odeur lorsqu'il est humecté, tandis que lorsqu'on emploie la matière stercorale en nature comme engrais, elle communique une saveur et une odeur insupportables aux raisins et aux plantes. Il en est de même des entrailles des animaux, lesquelles passant à la putréfaction, développent un foie de soufre fétide, qui rend incomestibles les asperges, etc.

Les os résistent à la putréfaction des muscles qui les couvraient. La seule alté-

(1) *Stercus humanum.*

ration que le temps leur fait éprouver, c'est d'exhaler l'eau qu'ils contiennent, et de détruire le corps graisseux qui est interposé entre les cellules du sel phosphorique qu'ils contiennent. Des os ainsi altérés paraissent cellulaires ; mais ils recèlent encore une quantité d'acide phosphorique, égale à celle qu'on y trouve quand ils sont frais, ce que j'ai reconnu en analysant des os fossiles, enfouis en terre depuis un temps immémorial.

PUTRÉFACTION DES CADAVRES COMMENCÉE DANS L'EAU.

Dans ce cas la putrescence est plus lente, le calorique atmosphérien n'y concourt pas aussi fortement. Le gaz inflammable qui se forme dans l'acte de la putrescence se développe plus lentement, pénètre le tissu musculaire, dilate extraordinairement la peau, de sorte que toutes les parties du corps paraissent ballonnées ; elles font fonction de vessie, rendent le cadavre si léger, qu'au bout de neuf jours il se trouve nager sur l'eau.

Si c'est un cadavre humain, sa peau a pris une couleur olivâtre ; la fétidité qui s'exhale de ce corps est plus rebutante que celle de la charogne ordinaire.

Les cadavres des hommes noyés dans la mer ne reparaissent pas à la surface parceque la décomposition du tissu animal s'y opère d'une manière différente que dans l'eau des rivières : ce qu'on doit attribuer au sel marin, qui, étant anti-septique (1), modifie l'acte de la fermentation putride, et la rend absolument différente, puisqu'il en résulte un gaz alcalin, oléaginé, inodore, mais caustique, qui se retrouve dans toute son activité dans l'eau de mer distillée, où il est si inhérent, qu'il ne peut en être dé-

---

(1) Ce nom est consacré pour désigner les substances qui s'opposent à la putréfaction.

gagé par des distillations répétées , gaz qui rend cette eau morbifère ; vérité qu'on ne saurait trop répéter, afin d'en pénétrer les autorités qui président à la marine.

L'intelligence céleste a peuplé les mers de beaucoup plus d'êtres organisés que ceux qui sont sur la terre ; comme chacun d'eux n'a qu'un terme de vie , si, après leur mort, ils s'élevaient à la surface de la mer , et s'il s'en dégageait une odeur fétide , on ne pourrait y résister.

La destruction des êtres organisés marins s'opère au fond des mers pêle mêle avec leurs matières stercorales , d'où résulte la vase , espèce de boue bleuâtre qui donne naissance aux schistes , dans lesquels on trouve des impressions de poisson, des arêtes , et l'espèce de crabe désignée sous le nom de *trilobe* ou *pou de mer.*

L'argile ou terre glaise grise est un produit de la décomposition des molusques testacés , qui s'est dégagée lors de la dissolution des coquilles, qui donnent naissance à la pierre calcaire, *calcareus rudis*, qui se trouve toujours superposée sur des bancs d'argile. Celle-ci est onctueuse au toucher, se délaie facilement dans l'eau, et recèle de l'acide vitriolique combiné avec une matière oléagineuse, ce qui la rend propre à faire fonction de savon.

Le schiste ou ardoise ne s'altère pas dans l'eau, et produit par la distillation de l'alcali volatil.

CADAVRES DONT LES MUSCLES SE SONT DESSÉCHÉS DANS LE SABLE.

Les hommes qui ont été ensevelis dans le sable des pays brûlants éprouvent une décomposition remarquable. L'ardeur du soleil exhale une partie du fluide des muscles, dont la graisse est pour ainsi dire absorbée par le sable; et l'espèce de momie qu'on en retire offre un squelette, aux os duquel les muscles desséchés adhèrent encore par leurs tendons. Ces muscles, qui conservent leur forme, sont ridés, et ont de la ressemblance avec le parchemin brunâtre; on trouve de pareilles momies au Pic de Ténériffe.

———

PASSAGE DES MUSCLES DES HOMMES A L'ÉTAT DE POUSSIÈRE PHOSPHORESCENTE.

Les carrières de pouzzolane exploitées par les Romains, pour servir à faire le mortier qu'ils ont employé pour la construction de leurs monuments, ont offert un refuge dans les temps de persécutions et de sépultures; ce qui leur a valu le nom de *catacombes*. Cette pouzzolane, comme on le sait, se coupe aisément, ce qui donnait la facilité de faire des fouilles horizontales de diamètre et de longueur nécessaires pour y introduire un cadavre. On fermait l'entrée de ces sépulcres avec des pierres plates de différente nature , sur lesquelles on gravait des inscriptions.

Il est impossible de fixer en quel siècle ces sépultures ont eu lieu ; mais lorsqu'on en ouvre, on voit le squelette ayant encore quelquefois au bras des bracelets.

On trouve dans ces catacombes beaucoup de squelettes sans tête , que les curieux ont enlevées pour y chercher la pièce de monnaie que l'on mettait dans la bouche du mort pour payer au nautonier Caron son passage.

On trouve souvent au pourtour du squelette une poussière grise phosphorique , produite par la terrification des muscles, dont la pouzzolane a absorbé successivement l'humidité ; la phosphorescence de cette espèce de cendre (1) animale se conserve plusieurs jours.

---

(1) Ce qui a pu faire dire aux catholiques, dans une de leurs cérémonies religieuses, en mettant de la cendre sur le front : *Memento homo quia pulvis est et in pulverem reverteris.*

DE LA PUTRÉFACTION DE LA GLUTINE DES SEMENCES CÉRÉALES.

La glutine, nommée matière *végéto-animale* par Beccari, constitue le quart du bon froment. Lorsqu'elle a été dégagée de l'amidon, elle est molle, tenace, élastique. Son odeur est semblable à celle du sperme ; elle est opaque, sa couleur a une teinte jaunâtre ; exposée à l'air, elle se putréfie comme les substances animales. Cette glutine est inattaquable par l'eau. Lorsqu'elle a été desséchée, elle acquiert la solidité de la corne, dont elle a la demi-transparence ; mise en digestion dans l'eau tiède, elle s'y ramollit et se trouve en rapport avec l'espèce de gluten desséché, connu à la Chine sous le nom de *nid d'oiseau ;* quoiqu'il n'ait aucune saveur, les Chinois en sont friands.

La glutine est la partie fécondante du froment ; celui qui n'en fournit pas est privé de la propriété germinatrice. Sa farine n'est pas susceptible de confection panaire.

Cette altération du froment se produit lorsqu'à l'époque de sa maturité son épi est pénétré par l'eau de pluie. Si les gerbes de ce froment ont été entassées dans la grange, elles ne tardent pas à s'échauffer, état que le fermier nomme *ressuage*, et qui est porté à un tel degré qu'il en résulte des incendies spontanés.

Le froment dont la glutine s'est ainsi altérée n'a point d'odeur, et est rejeté par les poules.

La matière glutineuse, ainsi altérée, a pris un caractère morbifère, et lorsqu'on en a fait entrer dans la confection du pain, il excite des douleurs d'estomac, des coliques, des diarrhées, une espèce d'inflammation plus ou moins putride, et quelquefois des petites taches gangreneuses sur les maléoles internes, comme je l'ai fait connaître dans mon analyse des blés, publiée en 1777.

La glutine ne prend ce caractère insalubre que lorsqu'elle s'est altérée spontanément, car, lorsqu'elle s'est modifiée dans la fermentation panaire, elle s'y trouve divisée par l'acide fourni lors de la fermentation vineuse qui résulte d'un seizième de matière sucrée, mielleuse, contenue dans la farine de froment.

Lors de la panification, l'amidon, qui forme près des trois quarts du bon froment, se trouve aussi modifié dans le pain, qui est l'aliment le plus salubre, après le riz.

La fermentation vineuse que l'on fait éprouver aux semences céréales offre au physicien des phénomènes remarquables, puisque, par le moyen de la germination ébauchée qu'il fait éprouver aux matières céréales, qu'il dessèche ensuite pour en faire la mouture, on voit que dans cette expérience la partie amylacée du grain se trouve modifiée en matière sucrée, laquelle, rapprochée, offre un sirop dans lequel on excite une fermentation rapide à l'aide d'un peu de levure qu'on y mêle, levure qui n'est autre chose que la partie glutineuse du grain qui n'a pas été altérée lors de la germination, laquelle est rejetée par le bondon des tonneaux remplis de bière.

Il est bien étonnant de voir les semences céréales les plus salubres s'altérer spontanément au point de devenir des poisons redoutables. Le seigle ergoté en est encore un exemple, puisque quand il entre dans la confection panaire il procure la gangrène sèche, qui a les suites les plus fâcheuses.

La putréfaction de la farine de froment se trouve complète sans que la partie corticale de ce grain soit attaquée. La poussière noire, fétide qu'elle renferme, est nommée *carie* (1); elle est si contagieuse, qu'il n'en faut qu'un atome

______

(1) État qui est aussi connu sous les noms de *charbon* ou *bosse*, dans lequel la putréfaction de la glutine a aussi déterminé celle de l'amidon.

sur le froment le plus sain pour que l'épi qui en résulte soit carié. On parvient à détruire cet effet contagieux en passant dans du lait de chaux les blés destinés à être semés.

J'ai parlé dans ce Mémoire des différentes manières dont se décompose spontanément la chair des animaux après leur mort ; mais c'est rendre un plus grand service aux hommes que de leur faire connaître le moyen de s'assurer si la mort est réelle ; moyen que j'ai indiqué sous le titre de *léthescopie*, pag. 235 du troisième volume de mes Institutions de physique, publiées en 1811.

La privation du pouls, du sentiment et de la respiration, d'où résulte le froid, est le plus souvent le symptôme de la mort ; mais, comme elle n'est quelquefois qu'apparente, lors même que tous ces symptômes existent, état qui est connu sous le nom d'*asphyxie*, qui n'a lieu que parceque le poumon se trouve alors rempli de gaz acide méphitique qui empêche l'air de pénétrer dans ce viscère.

Ce gaz ayant la propriété d'attirer l'alcali volatil fluor, et de se neutraliser avec lui, l'air rentre dans le poumon, et la vitalité se trouve restituée, dès qu'on a introduit dans les narines des mèches de papier dont les extrémités sont imbues d'alcali volatil fluor, et qu'on a introduit de force dans la bouche vingt gouttes de cet alcali, étendues d'une cuillerée d'eau. Dans l'espace de moins d'une minute, l'individu donne des signes de vie ; les paupières s'entr'ouvrent, la respiration se manifeste, le pouls commence à battre, et le sentiment est restitué ; ce qui est une véritable revivification ; car, sans l'emploi de ce moyen, l'individu passe de l'asphyxie à une mort réelle. J'ai vu cette expérience léthescopique réussir sur des individus que l'on regardait comme morts depuis six à sept heures.

La surveillance de la police s'est manifestée dans l'ordonnance qu'elle a rendue pour que qui que ce soit ne fût inhumé avant qu'un homme de l'art n'eût visité le cadavre et constaté son état de mort. Cette même police ajouterait à cette sage prévoyance, en ordonnant que sur chaque individu on fît l'expérience léthescopique, qui n'est ni coûteuse, ni difficile.

Quand sur cent individus on ne parviendrait à en rendre que deux à la vie, ce serait avoir triomphé de la mort, et une satisfaction bien réelle pour celui qui en serait la cause.

ANECDOTES.

Le régent donna douze mille francs de rente à M. de Réaumur pour l'aider dans ses travaux.

Colbert faisait connaître à Louis XIV les hommes qui s'étaient distingués par des découvertes utiles, sur lesquels ce prince versait ses bienfaits, dont les Français non seulement se ressentirent, mais qui s'étendirent encore sur les étrangers; ce qui honora son règne.

On sait que Louis XV étendit aussi sa munificence sur les savants. Sans la bienveillance de ce prince, je n'aurais pas pu suivre les sciences aussi honorablement.

On sait que j'ai fait pendant vingt années des cours publics et gratuits de chimie et de minéralogie.

Sa Majesté Marie-Antoinette m'a fait restituer quatre mille francs de traitement dont le ministre Fleury m'avait privé.

Quant à Louis XVI, il m'honora d'une bienveillance spéciale, et il exerça envers moi une munificence vraiment royale.

Pendant la révolution, la malveillance m'a dépouillé de ma fortune.

Sa Majesté Louis XVIII m'a donné une preuve d'estime inappréciable en me décorant du cordon de l'ordre de

Saint-Michel; mais un de ses ministres, M. de Vaublanc, m'a privé, le 17 janvier 1816, de trois mille francs qui m'avaient été accordés pour remplir une partie de mes engagements. Aussi espéré-je que Sa Majesté me rendra l'aisance en agréant la pétition que j'ai adressée, le 18 août de cette année, à M. Lainé, ministre de l'intérieur.

Si la cécité ne doublait pas mes besoins, si je n'avais pas employé tout mon bien pour terminer à la Monnaie le monument que j'ai élevé à la mémoire de Louis XVI, je ne serais pas dans la nécessité de faire des réclamations.

Connaissant l'accueil que Sa Majesté le roi de Prusse fait à tout ce qui peut intéresser le bien de l'humanité, j'ai cru devoir lui adresser un exemplaire du Mémoire que je viens de publier sur les propriétés de l'eau de mer distillée.

Si j'insère ici la lettre dont ce prince vient de m'honorer, c'est qu'elle est une preuve de la bonté et de l'humanité de Sa Majesté.

« J'ai reçu la brochure que vous m'a-
« vez adressée, et ai ordonné qu'elle soit
« communiquée à mon académie des
« sciences. La découverte dont vous y
« rendez compte ferait honneur à un
« savant qui n'aurait pas d'autre titre à
« la reconnaissance publique; elle prouve
« que vous ne cessez de vous occuper de
« travaux qui ont illustré votre longue
« carrière, et parmi lesquels la fondation
« de l'école des mines suffit seule pour
« immortaliser votre nom.

« *Signé* Frédéric-Guillaume. »

« Paris, ce 20 août 1817. »

Nous avons aussi le bonheur de trou-
ver dans les Bourbons un goût semblable
pour les sciences, et la preuve de l'intérêt qu'ils prennent à ce qui peut être
utile.

Je crois devoir citer ici un passage

d'une lettre que vient de me faire écrire Son Altesse Royale Mgr le duc d'Angoulême, à qui j'avais fait hommage d'un exemplaire du Mémoire sur les propriétés de l'eau de mer distillée.

Ce prince, en me remerciant, dit « qu'il verra toujours avec le plus grand « intérêt tout ce qui pourra contribuer « au progrès des sciences, dont j'ai plus « d'une fois agrandi le domaine.

« 23 août 1817. »

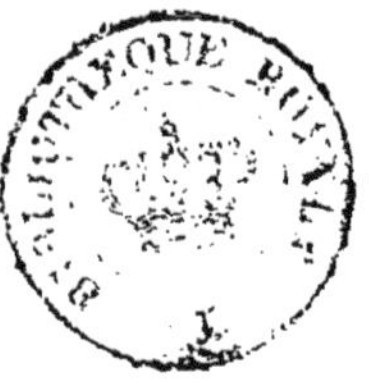

FIN.